EXPOSITION D'HYGIÈNE DE L'ENFANCE. PARIS 1887.

GRAND DUCHÉ DE FINLANDE.

VILLE DE WIBORG.

CATALOGUE SPÉCIAL.

QUELQUES NOTICES

SUR

L'HYGIÈNE DE L'ENFANCE

A

WIBORG.

PAR LE

D:r A. PALMBERG.
Président de la Commission de Salubrité.
Membre de la Société française d'Hygiène.

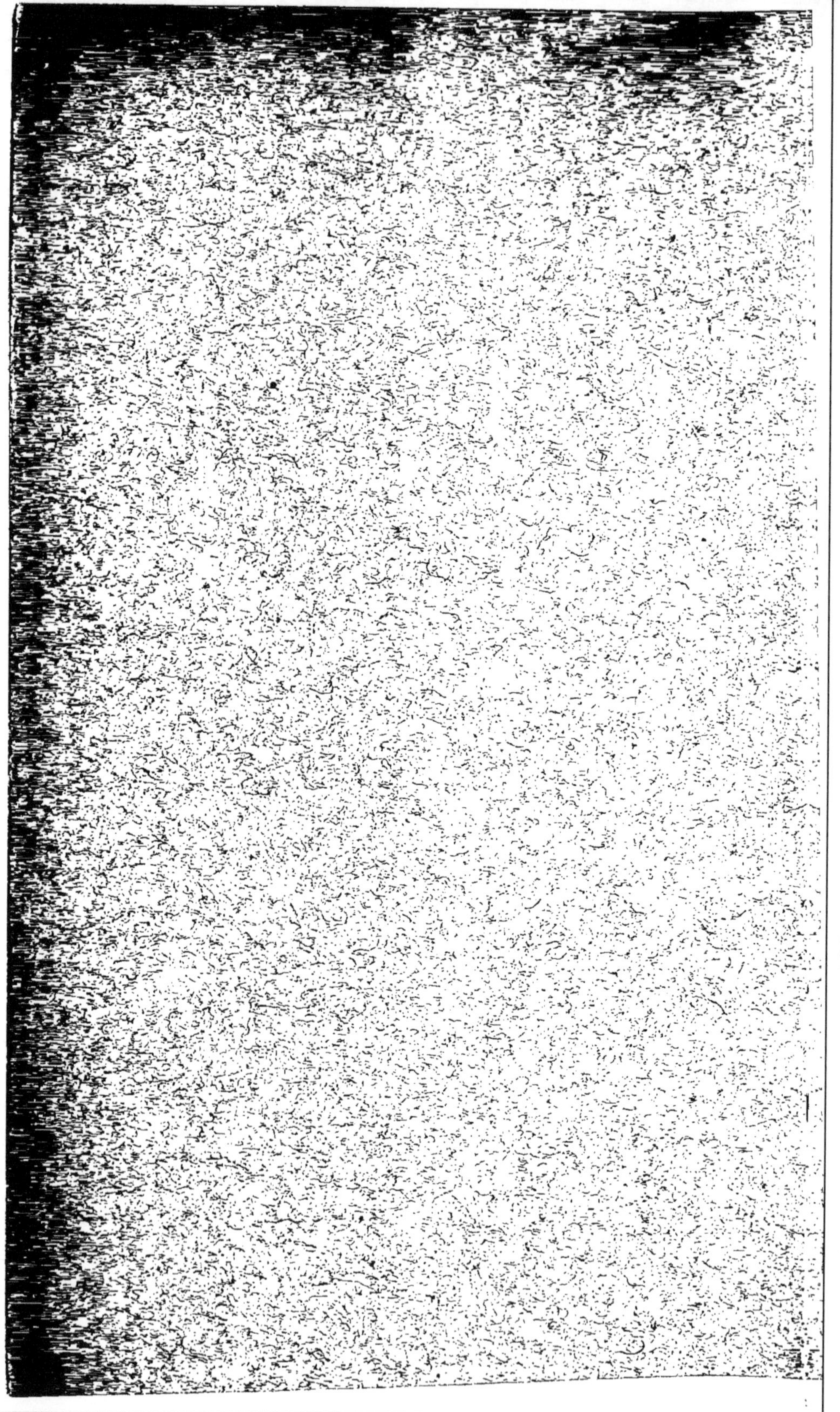

EXPOSITION D'HYGIÈNE DE L'ENFANCE. PARIS 1887.

GRAND DUCHÉ DE FINLANDE.

VILLE DE WIBORG.

CATALOGUE SPÉCIAL.

QUELQUES NOTICES

SUR

L'HYGIÈNE DE L'ENFANCE

A

WIBORG.

PAR

LE

D:r A. PALMBERG.

Président de la Commission de Salubrite.
Membre de la Société française d'Hygiène

WIBORG,

„ÖSTRA FINLANDS" TRYCKERI. 1887.

Table des matières.

Ville de Wiborg.

La ville de Wiborg, située au bord septentrional du golfe de Finlande, et á 100 kilomètres de distance de la frontière russe, est la plus importante ville de commerce de la Finlande; elle exporte surtout des bois en Angleterre, en France, en Allemagne et en Espagne.

Le nombre des habitants s'elève à 18,000. La population de la ville se compose de Finnois et de Suédois. Mais il y demeure aussi une quantitè de Russes et d' Allemands.

À Wiborg, comme partout en Finlande, les mères nourrissent leurs enfants elles-mêmes, et les soignent à la maison. Si par une cause quelconque les mères ne penvent pas remplir leur devoir de nourrice on y supplée avec du lait de vache. Ce lait est généralement cuit et pour les plus jeunes enfant mêlé, d'abord de la moitié, après deux mois du tiers, après quatre mois du quart d'eau cuite á quoi l'on ajoute un peu de sucre. Les enfants agés de plus de cinq mois reçoivent du lait pur.

Les meilleurs résultats de l'allaitement artificiel sont ceux que l'on obtient, si les animaux sont nourris de foin sec et d'eau pure et laissés quelques heures pendant la journée libres en plein air.

Pour sauver les orphelins et les enfants de jeunes mères pauvres, non mariées qui ordinairement cherchent à se placer comme nourrices chez de faibles dames plus riches, en abandonnant leurs propres enfants aux viélles femmes, aussi pauvres qu'elles, il se trouve à Wiborg un,

Asile pour les enfants nouveaux nés.

Cet asile, organisé et dirigé par une socicété de bienfaisance, jouit aussi d'une somme annuelle, fournie par la ville.

Le réglement de cet asile et le suivant.

CHAPITRE I.

But de l'asile.

Art. I.

Le but de l'asile est de recevoir les enfants nouveax nés de femmes qui, a cause de leur pauvrété ou par suite d'autres circonstances inévitables, ne sont pas capables de les soigner elles mêmes.

Par conséquent:

a) des enfants de mères non mariées, qui seraient forcées de les abandonner aux soins d'autrui.

b) des enfants de familles pauvres, dont les mères sont mortes en couches.

c) des enfants dont les mères sont tombées gravement malades.

CHAP. II.

Plan de l'asile et son mode à opérer.

Art. 2.

Pour garantir aux enfants la meilleure nourriture et les soins nécessaires les mères, nommèes sous lit. a) art. 1 sont reçues dans l'asile comme nourrices avec leurs enfants.

Art. 3.

Toutes les nourrices s'engagent à servir sans rétribution dans l'asile pendant quatre mois.

Art. 4.

Elles sont aussi obligées d'exécuter tous les travaux dans l'asile en qualité de servante.

Art. 5.

Les enfants y restent 8 ou 10 mois; après ce temps ils sont mis en pension sous la surveillance de l'asile jusqu'à l'âge d'un an, si leurs mères ne sont pas en état de les retirer plus tôt pour les soigner elles-mêmes.

Art. 6.

Les mères et les enfants atteints de quelque maladie n'y sont pas admis.

Art. 7.

Aussitôt qu'une nourrice a quitté l'asile, elle est obligée de payer pour son enfant 15 fcs par mois. Son patron est tenu de répondre pour cette somme.

Art. 8.

La même somme est à payer pour les enfants appartenants aux catégories *b* et *c*.

Art. 9.

Les mères qui ont quittées l'asile sont invitées à visiter de temps en temps leurs enfants.

Art. 10.

Pendant leur service dans l'asile les femmes doivent s'habiller à leurs frais. Les enfants sont vêtus, aux frais de l'asile.

CHAP. III.

Direction et Administration de l'asile.

Art. 11.

L'administration et la surveillance de l'asile est confiée à une derection nommée pour un an et composée de 5 personnes (4 dames et 1 monsieur) choisis parmi les membres de la société.

Un caissier, qui est aussi le secretaire, et deux contrôleurs sont choisis en même temps.

Art. 12.

La direction engage à appointement fixe une femme, chargée de la surveillance des nourrices et des enfants. Elle a aussi à surveiller la cuisine, à faire des achats etc.

Ce système ci, proposé par l'auteur, a donné des bons résultats. Il y a été des années sans aucun cas de mort entre les enfants; et généralement la mortalité n'a pas surmontée la moyenne ordinaire pour les enfants dans la première année, c. a. d. 10 à 15 per cent.

Vaccination.

La vaccination est obligatoire en Finlande depuis l'année 1884. La vaccination est gratuite. Il est à Conseil supérieur médical de la surveiller.

Tous les enfants, avant de pouvoir entrer dans une ecole, doivent présenter un certificat de vaccination.

Les matelots, avant d'obtenir du service sont également obligés de présenter un certificat pareil.

Tous les prisonniers qui n'ont pas de cicatrices facilement reconnaissables, doivent être vaccinés dans la prison.

Les vaccinateurs sont obligés à la revaccination surtout en cas d'epidémie. Comme vaccinateurs fonctionnent:

a) des médecins.

b) des vaccinateurs et des vaccinatrices, autoricées en vertu d'un examen spécial.

Vaccinatrices sont généralement les sages femmes.

On ne prend de vaccine que d'un enfant audessus de cinq mois et dont les parents sont notoirement sains.

Dans les chefs lieux des gouvernements il y a un établissement spécial de vaccination, sous la direction d'un médecin. Dans les autres villes, ainsi que dans les communes rurales, la vaccination est placée sous la surveillance du médecin d'arrondissement*).

À cause de l'étendue du pays comparée à la population, 2,200,000 habitants sur 375,000 kilomètres carrés, on n'a employé jusqu'à maintenant que, de la vaccine humaine. Mais c'est une question a l'ordre du jour d'organiser des établissements de vaccine animale dans les chefs-lieux des gouvernements.

---

*) Sur l'organisation et la législation sanitaire de la Finlande, voy. la brochure de même titre de D:r A. Palmberg. Paris 1887. (Publications de la Société Française d'Hygiène).

Bains.

Les bains à vapeur sont une particularité, de la Finlande. Chaque cabane a nécessairement son étuve plus on moins primitive, mais pourtant telle, que l'on peu y prendre des bains.

La plus simple étuve est une petite maison construite avec des poutres. Dans un coin se trouve un grand fourneau carré formé de gros blocs de granit et de quelques briques. Au dessus de la voûte sont placée une quantité de pierres arrondies de la grosseur du poing.

Par le chauffage du fourneau les pierres rondes deviennent toutes brûlantes. On jétte de l'eau dessus et il se dégage alors des nuages de vapeurs chaudes, et le bain est préparé.

Sur une plateforme, un peu élevée, on étend de paille sur laquelle le baigneur se couche, et où il reste jusqu' à ce que le corps soit tout à fait en transpiration. Puis on se frappe et se frotte avec un balai de branchages et à la fin on s'asperge d'eau froide. En hiver l'on va quelquefois, le corps tout ruisselant de sueur, se rouler dans la neige.

On se baigne dans les étuves pendant tout le cours de l'année, deux on trois fois par semaine.

Dans la saison chaude on prend aussi des bains de natation; l'occasion n'en manque nulle part à cause de l'abondance des lacs et des rivières dans toute la Finlande.

Dans les dites étuves les femmes du peuple vont généralement accoucher; et elles y apportent toujours leurs petits enfants.

Dans les familles des classes plus élevées, on emploie pour les enfants des bains à l'eau tiède, prémièrement tous les jours, et plus tard 3 fois, ensuite 2 fois par semaine.

Ecoles.

Outre les eléves des ecoles russes et allemandes, il y a à Wiborg 1,400 écoliers, ce qui fait le 10% de la population.

Les enfants sont admis, dans les écoles primaires à l'âge de 7 ans.

Le nombre des elèves d'une classe varie de 19 à 45, moyenne est de 32.

Les plus grandes salles de classe ont 12 m. de longueur, 9 m. de largeur et 5 m. de hauteur, soit 540 m. cubes.

Les salles ordinaires ont 9,5 m. de longueur, 8,5 m. de largeur et 5 m. de hauteur = 403,75 m. cubes.

Pour chaque elève on calcule 2 m. carrés de superficie et 8,2 m. d'espace, en moyenne.

La ventilation se fait généralement, par des poêles et des fénêtres; dans les batiments plus recents on à employé le chauffage central, combiné avec des tubes ventilateurs pour enlever l'air respiré.

Les heures de leçons sont pour les écoles primaires de 9 h à 1 h, c'est à dire 4 heures par jour et pour les ecoles primaires supérieures de 8 h à 1 h, c. à. d. 5 heures. Sur les dites heures il n'y en à pourtant que 20 dans les écoles primaires et 24 dans les ecoles primaires supérieures pendant la sémaine qui soient employées à l'instruction théorique; les autres sont destinées à la gymnastique, ou au chant et aux travaux manuels.

Après chaque leçon il y a 10 minutes de récréation, et une fois, dans la matinée, 20 minutes pour un petit déjeûner.

Les enfants ne restent donc assis que généralement 50 minutes de suite.

Dans toutes les écoles il se trouve une salle de gymnastique et dans la cour il y a aussi divers appareils fixes, affectés à la gymnastique.

Les cours des écoles sont trés vastes et situées en plein air.

La gymnastique se fait selon la méthode suédoise de m:r Ling.

Les travaux manuels pour les garçons consistent généralement dans la confection d'objèts en bois, travaillés avec le rabot ou au tour. Les filles s'occupent à apprendre des différents ouvrages manuels nécessaires dans les ménages et pour la famille.

Il y a des ateliers de travaux appartenants aux ecoles ainsi que des instructeurs et des instructrises.

Le mobilier des classes se compose de pupitres, pourvus de siège mobiles ou des bancs fixes. Il y a un pupitre et une chaise pour chaque elève, ou un pupitre à banc fixe pour deux, ou bien encore un pupitre pour deux à chaises mobiles.

On à trouvé que le dernier système, un pupitre pour deux à chaises mobilés, etait la plus convenable.

Les vacances durent du 1 Juin au 1 Sept., et du 20 Décembre au 12 Janvier. Il y a encore 6 jours de vacances à Pâques et 10 jours au choix du personnel enseignant. Les journées de classe sont généralement au nombre de 196.

Les absents pour cause de maladie ou d'indisposition ont eté d'environ 700 par an. Le nombre moyen des jours d'absence est de 2,61.

La municipalité fait distribuer chaque année en hiver de bottes ou de souliers entre les elèves les plus pauvres; plusieurs d'eutre eux ont ençore pu faire leurs repas dans un établissement, institué dans un but tout à fait spécial, *les ateliers des enfants mendiants.*

Ateliers des enfants mendiants.

Selon les lois Finlandaises la mendicité est interdite. Les paroisses sont tenues d'entretenir leurs pauvres. Mais pourtant il arrive, comme partout ailleurs, que des parents paresseux, ignorants et ivrognes, surtout pendant le long hiver des régions septentrionales, envoient leurs enfants à chercher leur nourriture eux-mêmes.

C'est pourquoi une association de bienfaisance a institué dans' une maison séparée des ateliers pour les petits mendiants.

Tous les enfants, attrapés à mendier, y sont amenés.

Voici le règlement de cette sorte d'asile.

Art. I.

Le but de l'asile est de donner de la nourriture aux enfants au prix de quelque travail.

Art. 2.

Dans l'asile sont reçus des enfants âgés de 6 à 15 ans.

Art. 3.

L'asile est ouvert à tous les enfants mendiants, quel que soit leur domicile; mais avant 4 jours passés les enfants, ressortissants d'autres endroits que Wiborg, sont obligés de retourner chez eux, ou y sont envoyés par la police. Si les mêmes enfants, viennent à être encore une fois attrapés rôdants dans la ville, ils seront immédiatement pris par la police.

Art. 4.

Les Enfants, entrétenus par l'assistance publique ou appartenant à des familles qui ne sont pas notoirément pauvres, ne sont pas admis à l'asile. Si quelque enfant de cette categorie s'y présente, l'assistance publique en sera informée.

Art. 5.

Les enfants admis à l'asile apprennent à divers travaux manuels.

Art. 6.

Il n'est pas permis aux enfants de s'eloigner avant la fin de la journée, quand l'asile va être fermé.

Les Enfants pauvres qui fréqventent une ecole primaire, peuvent être admis aux repas de l'asile.

Art. 7.

Les frais de l'asile sont couverts par des dons gratuits, par une somme fixe allouée par la caisse d'épargne, et par uue partie du revenu de la ville, provenant du débit des boisson alcooliques.

Art. 8.

La direction de l'asile est composée de 6 dames et de 4 messieur, chaque année élus par les habitants de la ville. Outre cette direction il y a encore 16 dames, déléguées comme inspectrices et controleuses.

Art. 9.

Le président et le vice-président sont pris parmi les membres de la direction et élus par eux.

Asile des filles, appartenant à la Société des Dames.

L'an 1870 quelques dames de Wiborg se sont associées dans le but de fonder un asile pour les orphelines pauvres.

Par des divers legs, surtout de la part de la fondatrice, m:e Sophie Oern, et autres donations, l'asile possède maintenant une maison à lui et des valeurs diverses pour une somme de 40,000 fcs. Outre les rentes de ces valeurs l'asile est entretenu par le revenu de la vente des ouvrages, confectionnés par les enfants, et par des contributions volontaires.

Le réglement de cet asile est le suivant:

Art. I.

L'Asile pour les enfants, etabli et entretenu jusqu' à ce jour par une association des dames de cette ville, a pour but de procurer un abri au filles pauvres et sans soutien et de pourvoir à leur éducation, le tout gratuitement. Toutefois la direction y reçoit aussi des pensionnaires moyennant une rétribution fixe.

Art. 2.

Les enfants appartenents à la ville ont la préférence, puis ceux du canton de Wiborg; les orphelines sont recueillies avant toutes les antres; puis veinnent celles qui n'ont plus de mère et dont le père est

Art. 10.

Les membres de la délégation, chacune à son tour, vont inspecter l'asile tous les jours et s'informent du ménage et de la position des familles dont les enfants sont recueillis dans l'asile.

Art. 11.

La direction nomme pour l'asile un intendant et de gens de service nécessaires.

L'intendant doit veiller à ce que l'ordre est la propreté règne partout dans l'asile; c'est aussi à lui d'instuire les enfants dans les travaux manuels; il doit tenir un journal, où les enfants sont tous inscrits ainsi que leur domicile, leurs parents etc. Dans un autre journal on consignera le nombre des enfants qui sont entrés chaque jour.

Diaconie.

La Diaconie, fondée, en 1869 et entretenue par les rentes d'un legs de 72,000 fcs. de la famille de Hackman à Wiborg et par des contributions volontaires, annuelles est une institution ayant différentes destinations charitables. L'une d'entre elles est d'élever des orphelines et de surveiller des enfants, dont les mères sont obligées de travailler hors de la maison.

La Diaconie possède une maison, où l'on a etabli un petit hôpital pour élever des soeurs de charité (diaconisses). Là se trouve aussi une section pour des orphelines.

Les salles des petits enfants de méres ouvrières au nombre de deux sont situées chacune dans une partie différente de la ville. Les enfants qu'on y reçoit sont âgés de 3 à 7 ans· On les occupe au moyen de jeux instructifs, selon la méthode de m:r Froebel. Les enfants y restent toute la journée et y reçoivent aussi leur nourriture.

La diaconie elève à présent 9 orphelines et garde journellement 100 enfants de familles d'ouvrièrs.

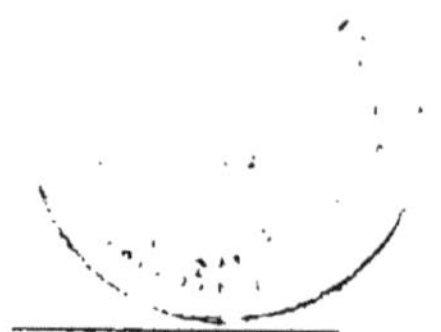

hors d'état de les entretenir. Cependant l'asile reçoit aussi des enfants dont les parents vivent encore, mais a condition que ces derniers renoncent à tous leurs droits sur leurs filles. Celles ci de même que toutes les autres, reçues dans l'asile, restent jusqu'a l'âge de dix-huit ans sous la tutelle de direction, même dans le cas où elles sortiraient de l'établissement avant ce terme pour entrer en place.

Art. 3.

Les enfants au-dessous de trois ans ou au-dessus de douze ne pourront être accueillis dans l'établissement, et aucune de celles qui y sont entrées ne puorra le quitter pour prendre du service avant sa confirmation, à moins que ses nouveaux maîtres ne s'engagent à prendre soin d'elle jusqu'a sa première communion.

Art. 4.

Les elèves de l'asile sont instruits dans leur langue maternelle; on leur apprend à tricoter, à coudre, à filer et à tisser. Des que leurs forces le permettent, on les charge des travaux et occupations ordinaires des servantes, sous la surveillance d'une intendente, salariée par l'établissement.

Art. 5.

Une direction, composée de douze membres de l'Association et présidée par l'un d'entre eux, surveille l'administration de l'asile. La présidente est assistée d'un pasteur, d'un médecin et d'un homme d'affaires, qui est en même temps le caissier de l'établissement. Lorsqu' une des directrices resigne ses fonctions, les autres ont le droit de choisir quelque autre dame de l'association pour la remplacer.

Art. 6.

Les douze membres de la direction se chargent à tour de rôle de la surveillance particulière de l'établissement durant un mois, et consignent à chaque visite leurs observations dans un journal spécialement destiné à cet usage. Le premier jour de chaque mois la direction s'assemble à l'asile pour examiner le journal et les comptes du mois précédent, ainsi que les demandes de réception qui lui auraient été dressées. La présidente à toutefois le droit de convoquer la direction en séance extra ordinaire. Lorsque sur une question les avis sont partagés, c'est la majorité qui l'emporte; s'il y a égalité des voix, c'est la présidente qui décide; en cas d'absence celle ci est remplacée par l'un des membre de la direction. Il appartient aussi à la direction d'engager et de congédier l'intendante de l'asile, de même que tout le personnel employé dans l'établisement.

Art. 7.

Le caissier nommé par la direction, doit tenir un compte exact des recettes et des dépenses, et l'arrêter à la fin de chaque année, afin de présenter à la direction le réglement des comptes au plus tard au mois de Février suivant.

Les comptes, une fois examinés et reconnu justes, le caissier est déchargé de toute responsabilité pour l'année écoulée.

Art. 8.

Un rapport sur le fonctionnement de l'asile, ainsi que l'état des revenus et des dépenses, doit être publié chaque année dans les journaux de la ville.

Pendant l'année 1886 24 filles ont été recueillies dans l'asile et les dépenses générales se sont elevées à la somme de fcs. 8009, 89 répartie comme suit:

Divers appointements	Fcs.	1613: —
Alimentation	„	2777: 58
Chauffage & éclairage	„	262: 75
Eau & savon	„	54: —
Vêtements & chaussures	„	641: 93
Foin & paille pour les vaches . .	„	996: 36
Réparations diverses	„	479: 21
Frais divers	„	1185: 06
ensemble à	Fcs.	8009: 89

Asile de Nygård.

Aux frais de l'état il est organisé et entretenu auprès de Wiborg encore un autre asile pour les enfants pauvres.

On y reçoit 40 enfants, moitié filles, moitié garçons. On donne la préference aux orphelins, dont on ne sait pas avec certitude à quelle commune ils appartiennent.

Puis y sont admis d'autres enfants sans soutient aux prix d'une somme annuelle, fixe, payable par les communes respectives.

Si toutes les places ne sont pas occupées dans les dites catégories, on y accueille encore des enfants, appartenants aux communes pauvres.

Pour obtenir une place l'enfant doit être âgé de 6 à 10 ans.

L'asile est situé à la campagne, dans une ferme appartenant à l'état. Mais la terre est donnée à bail, et il n'y est réservé qu'un jardin pour l'occupation et l'amusement des enfants.

Direction et administration de l'asile.

Quand á l'enseignement l'asile est placé sous la surveillance du conseil supérieur des ecoles.

L'administration et la surveillance spéciale est confiée au préfet, assisté d'une direction.

La direction doit:

1:o prendre soins de tous les batiments de l'asile et les faire réparer, ainsi que faire construire de nouvelles maisons en cas de besoin.

2:o Elle doit procurer les vêtements necéssaires et les outils, ainsi que les matériaux bruts pour la confection des objets de travaux manuels.

3:o Elle doit veiller à ce que les enfants apprennent des travaux manuels et autres ouvrages utiles.

4:o Elle doit veiller sur la nourriture, et à cet effet le choix des aliments doit être soumis à son approbation.

5:o Elle doit veiller à ce que les enfants jouissent tous leurs droits et à ce que les employés remplissent leurs devoirs.

6:o Deux fois par an au moins elle doit en présence des employés faire passer les enfants en revue, examiner les provisions et l'état de la caisse, et se renseigner sur l'ordre et la conduite des enfants et celle de leurs instituteurs.

7:o Elle doit faire placer en service les enfants plus âgés (de 15 ans environ) ou les mettre en apprentissage chez quelque artisan.

8:o Elle doit veiller sur les capitaux et les revenus de l'asile.

9:o En engageant les employés elle doit s'enquérir de leur moralité et de leur capacité.

10:o Elle doit chaque année presenter un rapport au Sénat de Finlande sur l'état de l'asile, y compris les revenus et les dépenses, le nombre des enfants entretenus et sa variation etc. Ce rapport doit être publié dans les journaux officiels.

Un ou plusieurs membres de la direction doivent visiter l'asile au moins une fois par mois. La date de ces visites qui ont lieu à l'improviste, ainsi que les observations, faites à cette occasion, seront consignées dans un journal, deposé à l'asile.

La surveillance de l'instruction est du ressort de l'inspecteur général des ecoles.

L'ecole de l'asile sera organisée en conformité avec les ecoles publiques primaires et primaires supérieures.

Personnel de l'asile.

À l'asile est attaché un médecin et un teneur de livres, une directrice, un instituteur et une institutrice, un domestique et une servante.

Le médecin doit prendre toutes les mesures nécessaires pour conserver la santé des enfants et prévenir les maladies. Il doit donner à la directrice et à l'instituteur les renseignements nécessaires à cet egard et, si ses conseils ne sont pas suivis, en avertir la direction.

Les chambres des malades restent sous la surveillance du médecin et il est responsable du maintien de l'ordre et de la propreté.

Le médecin doit visiter l'asile régulièrement une fois par mois, et en outre toutes les fois qu'il est appelé. Chaque visite est l'objet d'un rapport, adressé à la direction.

Tous les enfants au dessous de dix ans sont sous la surveillance personnelle de la directrice qui doit les soigner avec une tendresse maternelle.

Elle doit prendre part à l'enseignement et veiller à ce que les enfants apprennent à connaître leurs obligations morales, qu'ils s'habituent à l'activité, à l'ordre et à l'obéissance; qu' ils soient occupés d'après leur âge aux travaux manuels nécessaires et utiles; que leur santé soit conservée et que la propreté et l'ordre soient toujours maintenus.

Elle est chargée de la surveillance de la garde-robe des enfants et de la confection de leur habillement.

L'instituteur doit faire la prière en présence des enfants tous les dimanches et les jours des fêtes, ainsi que chaque matin et chaque soir, et les instruire selon le programme, donné par le conseil supérieur des ecoles. C'est à lui de surveiller l'éducation des garçons, qu'il doit aussi instruire dans les travaux manuels.

L'institutrice participe au soins et à l'instruction des plus jeunes enfants et dirige les travaux manuels des filles.

Soins et education donnés aux enfants.

Les enfants admis à l'asile doivent être d'avance examinés par le médecin, et ceux qui sont atteints de quelque maladie doivent être soignés séparément.

En entrant à l'asile les enfants doivent présenter:

1:o un certificat delivré par la direction et comprenant le nom, l'âge, le lieu natal et le nom des parents de l'enfant;

2:o un certificat de la baptême;

3:o une attestation du médecin;

L'enfant arrivé à l'asile doit être baigné immediatement et vêtu de neuf.

C'est à la direction de préscrire la qualité du vêtement, sur la proposition de la directrice de l'asile.

Autant que possible les habits doivent être confectionnès par les enfants eux-mêmes.

Les enfants des deux sexes, âgés de moins de dix ans, sont placés sous la surveillance de l'institutrice. Si tôt que leur développement le permet, l'instruction scolaire doit être commencée pour eux. Ils doivent être instruits aussi dans les travaux manuels, appropriés à leur âge, ainsi que dans les soins du ménage; cependant il leur est laissé du temps pour les jeux et les exercises du corps.

Les enfants doivent se lever à 6 heures du matin en été et à 7 heures en hiver. Il est permis à la directrice de l'asile de faire des éxceptions qu'elle juge nécessaires.

Le déjeûner se prend à 8 heures du matin, le dîner à midi et le souper à 7 heures du soir. À 8 heures du soir, après la prière, les enfants se couchent.

En été l'heure du coucher peut être un peu retardée.

Entre le dîner et le souper les enfants reçoivent du pain à manger.

La qualité des mets est ordonnée par la direction de l'asile.

La nourriture est fournie ou bien par un cuisinier-entrepreneur ou bien par la directrice à prix fixe. Dans ce dernier cas elle est obligèe, sous peine de perdre sa place, de donner une nourriture de bonne qualité, et en quantité suffisante; c'est à quoi la direction est tenue de veiller.

Les repas se prennent en commun. Jusqu' à l'âge de dix ans les filles et les garçons sont instruits ensemble; mais pour le reste ils sont separés.

Les chambres doivent toujours être tenues en bon état, et les enfants sont obligés de les nettoyer eux-mêmes. Du reste c'est à la directrice, à l'instituteur et à l'institutrice de veiller à ce que les enfants se tiennent toujours propres, et que l'ordre et la propreté règnent partout.

Les enfants doivent être traités avec douceur et bonté par toutes les personnes, employées à l'asile; mais pourtant ils sont rigoureusement astreints à l'ordre, à l'activité et à l'obéissance.

Lorsqu' un enfant tombe malade, il doit être placé dans une chambre separée. Les soins nécessaires ainsi que le régime sera prescrit par le médecin.

Si quelque enfant fait preuve d'une intelligence extraordinaire, ou qu'il ait du talent pour les beaux arts, la direction doit en informer le Sénat et en même temps faire une proposition en vue de développer ces dispositions naturelles.

En quittant l'asile chaque enfant reçoit un certificat, indiquant combien de temps il a passé dans l'établissement, quelle à étè sa conduite, ce qu'il à appris et la personne au service de laquelle il vient d'être engagè.

Frais d'entretien de l'asile.

		Fcs.	Cms.
Gages etc.			
à la directrice (logement, chauffage, eclairage libre)	1000		
à l'instituteur d:o d:o	1000		
à l'institutrice d:o d:o	600		
au teneur des livres d:o d:o	600		
au domestique d:o d:o	200		
à la servante d:o d:o	100		
au médecin	400		
au sécretaire de la direction . .	200		
à l'instructeur des travaux manuels	500	4600	
Vêtements, nourriture etc.			
Vêtements de 40 enfants, approximativement	1440		
Litérie d:o d:o	320	1760	
Nourriture pour 40 enfants et 2 domestiques à 40 cms par jour		6132	
Mobilier et outilage approximat. . . .		250	
Chauffage et eclairage d:o		2000	
Fourniture d'ecole, livres, médicaments d:o		250	
Frais des courses pour les membres de la direction d:o		400	
Reparations des bâtiments et depens diverser d:o		1608	
Total fcs.		17000	

Objets exposés.

Publications scientifiques et administratives.

Grand Duché de Finlande. Notice statistique par le D:r K. E. F. Ignatius. Directeur du Bureau de statistique de Finlande. Helsingfors 1878.

Om Diarrhé hos barn. (La diarrhée chez les enfants) par le d:r A. Palmberg. Helsingfors 1868.

Barnets vård och näring under den tidigare lefnadsåldern. (Soins et nourriture de l'enfant pendant le premier âge) par le d:r A. Palmberg. Helsingfors 1871.

Handbok i helsolära och sjukvård. (Manuel populaire d'hygiène et des soins de malades) par le d:r A. Palmberg. Helsingfors 1880.

Organisation et Législation sanitaires de la Finlande (Publications de la Société Française d'Hygiène) par le d:r A. Palmberg. Paris 1887.

Verlden sedd från hygienisk synpunkt. (Le Monde au point de vue hygiénique) par le d:r A. Palmberg. Wiborg 1887.

Bidrag till Finlands officiela statistik. Befolkningsstastik. Finlands befolkning den 31 december 1865. État de la population en Finlande 1865*; publications du bureau de statistique de Finlande. Helsingfors 1870.

---

*) Table des matières en suédois et en français.

D:o d:o för åren 1865—1868, jemte en öfversigt af folkmängdens förändringar sedan 1812. Aperçu du mouvement de la population en Finlande depuis 1812 jusqu'a 1868.*) d:o d:o Helsingfors 1871.

D:o d:o öfversigt af folkmängdsförändringarne under åren 1869—1874. Mouvement de la population en 1869—1874).*) d:o d:o Helsingfors, 1876.

D:o d:o Finlands folkmängd den 31 december 1875 samt öfversigt af folkmängdsförändringarne åren 1875—1877. État de la population de la Finlande en 1875, et le mouvement pendant les années 1875—1877.*) d:o d:o Helsingfors 1880.

D:o d:o Öfversigt af folkmängdsförändningarne i Finland år 1878. Aperçu du mouvement de la population de la Finlande en 1878.*) D:o d:o Helsingfors 1881.

*D:o d:o en 1879.**) Helsingfors 1882.

D:o d:o Finlands folkmängd den 31 december 1880. Population de la Finlande au 31 Décembre 1880 1:ère partie*). d:o Första häftet. Helsingfors 1882.

D:o d:o Deuxième partie.*) Helsingfors 1885.

D:o d:o Öfversigt af folkmängdsförändringarne i Finland åren 1880 och 1881. Mouvement de la population de Finlande en 1880 et 1881*). Helsingfors 1884.

*D:o d:o en 1882 et 1883.**) Helsingfors 1885.

*D:o d:o en 1884.**) Helsingfors 1886.

D:o d:o Folkräkningen i mars 1870 i städerna Helsingfors, Åbo, Wiborg och Uleåborg. Recensement de la population de Helsingfors, d'Åbo, de Wiborg et d'Uleåborg en mars 1870*). d:o d'o Helsingfors 1874.

---

*) Table des matières en suedois et en français.

*D:o d:o Statistiska tabeller öfver blinde i Finland år 1873.**) Statistique des Aveugles d:o d:o en 1873*) Helsingfors 1877.

D:o d:o Folkräkningen i Helsingfors den 1 oktober 1880 med 3 färglagda diagrammer. Recensement de la population de Helsingfors au 1:er octobre 1880, avec trois diagrammes*). d:o Helsingfors 1882.

D:o d:o Andesvaga barn i skolåldern enligt förhållandet i mars 1883. (Statistique des Idiots en âge d'ecolier en mars 1883*). d:o Helsingfors 1885.

*Statistisk årsbok för Finland.**) Annuaire statistique pour la Finlande 1886; publications du bureau de statistique. Helsingfors 1886.

Cartes et Diagrammes.

Suomen Suuriruhtinanmaan kartta vuonna 1875 tehnyt I. J. Inberg Helsingissä 1876.

Finlande. Carte physique et politique par I. J. Inberg. Helsingfors 1876.

D:o d:o par le d:r K. E. F. Ignatius.

Folktätheten i Finland 1840 (sockenvis). Densité de la population de la Finlande 1840, (par paroisses); publications du bureau de statistique.

Densité de la population par districts en 1875. par le D:r K. E. F. Ignatius.

Folktätheten i Finland 1880 (sockenvis) Densité de la population de la Finlande 1880, par paroisses; publ. du bureau de statistique.

Blinde i Finland år 1873. Césité en Finlande en 1873; publications du bureau de statistiquc.

Production des grains en 1871—1875 par le d:r K. E. F. Ignatius.

---

*) Table des matières en suedois et en français.

Ecoles primaires fixes en 1877, par le d:r K. E. F. Ignatius.

Bètes à cornes en 1876, par le d:r K. E. F. Ignatius.

Tableau indiquant les limites de quelques végétaux vers le nord de la Finlande. D:r K. E. F. Ignatius.

Diagramme représentant les prix moyens des ceréales et du beurre en Finlande en ***1801—1877***, par le d:r K. E. F. Ignatius.

Mortaliteten och nativiteten i Finland ***1812—1868***. Table graphique indiquante le nombre des naissances et des dècés en Finlande 1812—1868; publ. du bureau de statistique.

Födde, döde och vigde i förhållande till folkmängden ***1812—1868***. Table graphique indiquante le rapport des naissances, des dècés et des mariages à la population en Finlande 1812—1868; publications du bureau de statistique.

Antal födde och döde äfvensom vigde par i Finland åren ***1812—1874***. Table graphique indiquante les nombres des naissances, des dècés et des mariages en Finlande 1812—1874; publications du bureau de statistique.

Nativiten, Mortaliteten och giftermålsfrequensen i Finland åren ***1812—1883***. Nativité, mortalité et Nuptialité en Finlande, 1812—1883; publ. du bureau de statistique.

Mortalité des enfants en Finlande, ***1878—1885***. *Nombre des décès par* ***100*** *de chaque groupe d'âge jusqu' à* ***12*** *ans.* Donnée par le Bureau central de statistique à Helsingfors.

Ville de Wiborg. Photograhpie.

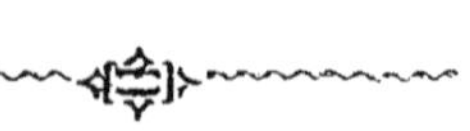

Mortalité des enfants

Nombre des décès par 100 de chaque groupe d

Helsin

Age.	Pour en	
	Sexe masculin.	S fém
0—1 an	16,69	1
1—2 „	6,23	
2—3 „	3,82	
3—4 „	2,76	
4—5 „	2,76	
5—6 „	1,65	
6—7 „	1,26	
7—8 „	1,03	
8—9 „	0,68	
9—10 „	0,61	
10—11 „	0,51	
11—12 „	0,45	

Finlande 1878—1885.

jusqu' à 12 ans. Par le bureau de statistique à
1887.

nt		Nombre moyen 1878—1885.		
	Les deux sexes.	Sexe masculin.	Sexe féminin.	Les deux sexes.
	15,46	17,42	14,83	16,16
	5,94	6,62	6,17	6,40
	3,71	4,03	3,83	3,93
	2,77	2,84	2,76	2,80
	2,15	2,18	2,11	2,14
	1,60	1,61	1,64	1,63
	1,17	1,26	1,23	1,25
	1,06	1,01	1,04	1,02
	0,74	0,78	0,79	0,79
	0,58	0,70	0,63	0,66
	0,51	0,59	0,58	0,58
	0,45	0,55	0,50	0,53

www.ingramcontent.com/pod-product-compliance
Ingram Content Group UK Ltd.
Pitfield, Milton Keynes, MK11 3LW, UK
UKHW020500230726
13925UKWH00005B/2051

9 782014 047226